DE LA DISCUSSION

QUI VIENT D'AVOIR LIEU A L'ACADÉMIE DE MÉDECINE

SUR LES TUMEURS DU SEIN.

Paris.—Imprimerie Lange Lévy et compagnie, rue du Croissant, 16.

DE LA DISCUSSION

QUI VIENT D'AVOIR LIEU

A L'ACADÉMIE DE MÉDECINE

SUR LES

TUMEURS DU SEIN,

PAR

S. TANCHOU.

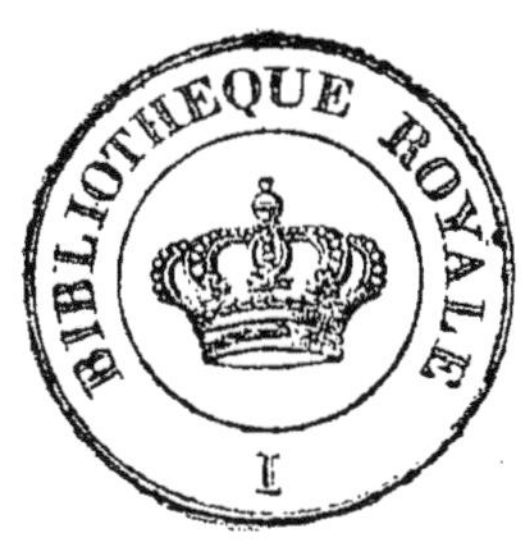

PARIS

GERMER BAILLIÈRE, LIBRAIRE-ÉDITEUR,

Rue de l'École-de-Médecine; 17.

1844.

DE LA DISCUSSION

QUI VIENT D'AVOIR LIEU A L'ACADÉMIE DE MÉDECINE

SUR

LES TUMEURS DU SEIN.

Je suivais avec un vif intérêt cette discussion, et j'espérais, comme tous les médecins, qu'il en sortirait quelques lumières sur la plus affligeante maladie qui puisse frapper l'humanité, quand elle a été subitement interrompue, sous le vain prétexte de l'ordre du jour et au moment même où je m'apprêtais à joindre mon opinion à celle des savans praticiens qui y ont pris part.

Je crois devoir l'exposer ici, attendu que dans le travail que je viens de faire paraître (1), je n'ai pu développer certains principes qui sont formellement opposés à ceux qui ont été reproduits dans les débats, et qui nous semblent, à nous, aussi contraires à la raison qu'à la logique, à la bonne observation et la science.

On trouve dans les archives de l'art un très grand nombre de faits qui prouvent que des Cancers, ou des tumeurs

---

(1) Recherches sur le Traitement Médical des tumeurs cancéreuses du sein, ouvrage pratique basé sur 300 *Observations* extraites d'un grand nombre d'auteurs. Un volume in-8, avec 8 planches. Chez Germer Baillière.

regardées comme telles, ont été guéries sans le secours de l'instrument tranchant ; j'en ai rapporté plus de *trois cents*, et je ne les ai pas tous relatés ; tandis qu'il n'est pas une seule guérison bien prouvée qui soit le résultat de l'opération.

Les chirurgiens de toutes les époques et de tous les pays sont d'accord sur ce point : *l'opération ne guérit pas du Cancer ;* tous les praticiens, en vieillissant, arrivent à cette conviction. Ceux de nos jours aussi le répètent dans toutes les cliniques et toutes les chaires, et cependant ils opèrent avant d'avoir tenté aucun traitement pour arrêter le mal, et, aux malades qui refusent l'opération, ils répondent : *il n'y a rien à faire,* comme si l'art ne consistait qu'à couper.

Comme si, couper une partie malade, était la guérir.

Comme si l'homme de l'art ne devait se montrer qu'armé d'un couteau, et ne devait pas en faire usage alors seulement que tous les autres moyens ont été épuisés.

L'humanité, la raison, l'intérêt de la science ne commandent-ils donc pas un traitement médical avant d'en agir ainsi ?

Ce traitement, même quand il ne guérit pas, n'est-il pas nécessaire même pour assurer le succès d'une opération qui devient parfois indispensable?

Après l'opération, un traitement convenable n'est-il pas urgent pour assurer le succès qu'elle n'a fait que commencer ?

Les progrès de l'art ne résultent-ils pas de tentatives, d'efforts et d'investigations continus; la médecine actuelle, si positive, n'est-elle pas le fruit de recherches incessantes?

L'homme intelligent ne doit-il pas s'efforcer de connaître ce qu'il ne sait pas, particulièrement quand il s'agit de guérir ou soulager son semblable?

Inconcevable contradiction qu'il est fâcheux surtout de

rencontrer chez les hommes qui sont destinés, par leur intelligence à interpréter les lois de la nature, pour soulager nos maux. Cette conduite n'est ni logique, ni humaine, ni progressive, ni en rapport avec l'instruction profonde de ceux qui la suivent tous les jours. Elle est le résultat de l'irréflexion, des habitudes opératoires, des appréhensions transmises de siècle en siècle dans les écoles..... on est accoutumé à entendre dire que le *Cancer* est incurable, et la première idée qui vous vient à la vue d'un mal qualifié ainsi, c'est d'*opérer*, quoique l'on sache pourtant bien pertinemment que l'opération n'a jamais guéri personne du *Cancer*, ou bien on abandonne le mal à lui même, sans essayer un traitement médical. Bien plus, on regarde d'un mauvais œil ceux qui proposent d'en agir ainsi.

Quoi qu'il en soit, et à l'occasion d'une simple communication, l'Académie de médecine s'est occupée d'un sujet important, laissé à l'écart, relégué dans l'oubli, abandonné aux bonnes femmes et aux charlatans, d'un sujet qui est resté dans la barbarie comme il y a 3,000 ans, qui n'a pas participé le moins du monde aux progrès si remarquable de notre époque : *du Cancer*.

M. Cruveilhier est venu dire à l'Académie : « Qu'il y avait des *tumeurs fibreuses dans le sein ;*

Qu'elles y étaient *très fréquentes ;*

Qu'elles étaient faciles *à distinguer ;*

Que ces tumeurs n'étaient pas *susceptibles de dégénérescence cancéreuse ;*

Qu'il ne fallait pas *les opérer.*

Nous le disons avec regret : **M.** *Cruveilhier* ne s'est pas montré en mesure de soutenir devant un si redoutable aréopage, une thèse qui n'était pas appuyée de preuves suffisantes. On a prêté attention à son immense mérite, à sa bonne foi, à sa probité scientifique bien connue, mais si cette question eût été soulevée par un homme ordinaire, elle fût passée inapperçue. L'Académie s'est donc vivement agitée, et chacun croyait que de ce sanctuaire il sortirait de toutes parts des lumières nouvelles sur *le Cancer*. Comme on va le voir, il n'en a rien été.

Après avoir essayé vainement d'établir le diagnostic des tumeurs, après avoir cherché à rallier les idées par l'anatomie pathologique qui n'a jamais rien produit sur ce point, quoiqu'on *coupe* et qu'on *dissèque* ces tumeurs depuis 3,000 *ans*, l'Académie a été amenée graduellement, et sans s'en apercevoir, à s'occuper du *traitement* du Cancer. C'est là, effectivement, ce qui devait fixer son attention, par où même la discussion aurait dû s'engager et d'où peut jaillir la lumière ; car la médecine a commencé par la thérapeutique ; c'est en traitant les maladies qu'on a appris à les connaître et à les classer, et toutes les fois que nous avons affaire à une affection que nous ne connaissons pas, c'est en la traitant que nous apprendrons à la distinguer ; viennent ensuite les raisonnemens et les explications.

Chose singulière! dans cette discussion, les médecins, qui auraient dû faire des frais d'érudition, qui auraient dû prendre souvent la parole, qui, les premiers, auraient dû descendre dans l'arène et montrer la possibilité, la rationnabilité d'un traitement interne, n'y ont pris pour ainsi dire aucune part : excepté *M. Moreau*, qui a nié l'urgence de l'opération, *M. Desportes*, qui a été pour l'expectation, et *M. Castel*, qui a dit d'excellentes choses sous le point de vue de la philosophie médicale, les chirurgiens seuls ont été entendus, et, tout naturellement, malgré leurs lumières personnelles, ils ont tous été pour l'opération, sans dire un mot d'un traitement médical, comme au moyen-âge, où ils ne savaient que tenir le *bistouri*. On en serait étonné, si l'on ne savait combien la

position des individus et leurs occupations quotidiennes
et spéciales ont d'influence sur leurs déterminations, et
combien l'esprit humain est routinier et persévère souvent
dans une mauvaise voie, alors même que la raison lui dit
qu'elle est mauvaise ; nous espérons qu'il n'en sera pas
ainsi à l'endroit des tumeurs cancéreuses, et que, dans
quelques années, on sera aussi avare d'opérations qu'on
s'en montre prodigue aujourd'hui ; — assez d'opérations,
Messieurs, — assez d'anatomie pathologique, — la science
le réclame, et les malades vous le demandent à genoux : —
*la médecine, comme la justice, doit réserver le glaive pour
les êtres indomptables, pour ceux qui, quoiqu'on fasse, ne
cessent de menacer la vie individuelle ou la sûreté publique.*
...... Tout le monde, dira-t-on, est d'accord sur la nécessité d'un traitement médical dans le Cancer... *Qui l'a
dit ?...*

Il n'est pas douteux pourtant que si les hommes
éminens qui se sont mêlés à ces débats, parviennent
un jour à diriger leur attention vers le traitement médical du *cancer*, la thérapeutique de cette maladie en-
trera promptement dans une voie beaucoup plus fruc-
tueuse et beaucoup moins cruelle que celle des opérations.
Nous avons donc pensé, dans cette circonstance, que le
résultat de notre expérience sur un sujet que nous avons
approfondi ne serait pas *de trop*, et pour nous faire mieux
comprendre, nous suivrons chaque orateur dans son ar-
gumentation.

Contrairement à l'opinion de M. *Cruveilhier*, nous
croyons que les tumeurs dites fibreuses sont très rares ;
nous pensons même sur ce point qu'il y a eu méprise,
qu'on a qualifié ainsi des tumeurs qui, en effet, sont
composées de fibres entremêlées d'indurations, de granulations plus ou moins volumineuses, parfois très-

mais, pour cela, que ces productions soient semblables à celles qu'on rencontre dans l'utérus.....? nous ne le croyons pas, nous n'en avons jamais vu, et nous n'en concevons pas même la possibilité. Quant à leur dégénérescence, je n'ai pas besoin de m'expliquer à cet égard, et, pourtant, si on considère comme des corps fibreux les tumeurs que j'indique, je déclare qu'elles peuvent dégénérer en Cancer, car c'est tout simplement une forme de squirrhe qui finit, comme tout autre, par s'ulcérer.

Je partage pleinement l'opinion de M. *Blandin* sur la difficulté du diagnostic des tumeurs du sein en général; plusieurs peuvent être confondues entre elles; mais nous sommes loin d'être d'accord sur leur traitement.

M. Blandin vient nous dire « *que, dans le doute, ce ne serait pas le cas de s'abstenir* » (page 355 du *Bulletin de l'Académie*).

Au contraire, c'est dans cette occasion, plus que dans toute autre, qu'il faut un *traitement médical* qui peut seul éclairer, soit en résolvant la tumeur, soit en la rendant stationnaire, soit enfin en assurant le succès d'une opération, si elle devient indispensable. Les chirurgiens oublient trop, en général, cette précaution opératoire, qui est, avec le traitement qui devrait suivre l'opération, une condition de guérison durable.

Dans une autre circonstance, *M. Blandin* dit « qu'on » n'opère jamais assez tôt, et que les insuccès de la méde- » cine opératoire dans le Cancer dépendent du retard ap- » porté dans l'opération. » (page 521).

Nous n'avons pas la même pensée, et nous ne la concevons même pas chez M. Blandin, ordinairement si sage, si modéré, si prudent, si bon observateur. Il faut qu'il soit entraîné par ses habitudes toutes chirurgicales, ou que ce soit le résultat de la pénurie des moyens médicaux qu'il a à sa disposition. Opérer de bonne heure et sans délai n'est-ce pas s'exposer à pratiquer une opération inutile, à faire tomber une tumeur ou un simple engorgement qui n'est point, et qui ne sera peut-être jamais cancéreux, qui peut, par vos efforts joints à ceux de la nature, devenir stationnaire? Et qu'on ne me dise pas ici qu'alors *l'opération est insignifiante*. Non, M. Roux l'a dit : « Il n'y a pas d'opération, si petite » quelle soit, qui n'expose parfois à un grand danger. » Si, d'une autre part, l'opération guérissait, je la concevrais pourtant, mais elle ne guérit pas; j'ai pour moi tous les observateurs expérimentés des siècles passés et de l'époque actuelle, et l'opinion de *M. Blandin* lui-même, qui ne saurait s'abuser sur ce point.

Après M. Blandin, *M. Gerdy* prend la parole; il reconnaît la difficulté du diagnostic des tumeurs fibreuses des mamelles (page 359); pourtant, lorsque la tumeur est mobile et indolente, dit-il, qu'elle ne fait pas de progrès, on peut se dispenser d'opérer, car ces tumeurs ne dégénèrent pas. « Je connais plusieurs femmes qui en portent de pa- » reilles depuis long-temps, sans avoir jamais éprouvé » d'accidens : je puis citer entre autres l'exemple d'une » demoiselle qui a, depuis plus de vingt ans, une tumeur » bénigne au sein, qui n'a pas fait le moindre progrès. »

Quoi qu'il en soit, *M. Gerdy* ajoute plus loin : « *que* » *toutes les fois qu'il y a doute, il faut opérer, et que l'in-* » *dication n'est point de s'abstenir.* »

Nous ne partageons pas cette opinion, attendu que, comme nous l'avons déjà dit, c'est précisément lorsqu'il y a du doute qu'il faut observer et traiter la tumeur *quand même*.

A la suite de cette courte allocution, M. *Velpeau* est venu dire qu'il ne croit pas à l'existence des tumeurs fibreuses , et qu'on nomme ainsi ce qu'il appelle tumeur *fibrineuse*, et qu'il attribue « à l'organisation de la fibrine » du sang ou de toute autre matière qui a été extravasée » dans la mamelle à l'occasion d'un coup. » Passant ensuite à la difficulté du diagnostic, il dit que « *les recherches mi-* » *crographiques les plus récentes ont beaucoup éclairé l'ana-* » *tomie pathologique de ces tumeurs* (page 361). »

Nous ajoutons peu d'importance à cette distinction en général ; car elle ne pourrait qu'autoriser l'opération précipitée contre laquelle nous nous élevons, attendu que l'opiniâtreté du mal, résistant à tous les moyens, peut seule la justifier. Quant aux révélations microscopiques, nous en faisons peu de cas, attendu, d'une part, qu'elle ne vient nous éclairer que lorsque la tumeur est enlevée, et de l'autre qu'elle ne saurait nous conduire à un mode de traitement quelconque. Que les globules constitutifs du Cancer « *soient réunis dans des cellules de manière à* » *former des alvéoles* » (p. 361), peu nous importe à nous, praticiens ; nous croyons bien que les molécules intrinsèques d'un organe malade ne sont pas les mêmes que dans l'état de santé. Mais s'il nous fallait donner une théorie, nous pourrions même exprimer ici notre pensée sur la nature du Cancer : nous avons quelque raison de croire qu'il a pour point de départ un globule du sang, altéré d'une manière qui ne nous est pas plus connue que la cause première de toute autre affection. Nous croyons que ce globule malade peut exister dans l'économie à l'état latent, et même se multiplier avec l'âge de manière à développer, comme le veut M. Castel (p. 358) , le Cancer chez tout individu qui a assez vécu pour cela. Nous croyons encore que ces globules flottant dans la circulation, peuvent venir se fixer sur le sein, à l'occasion d'un coup, de violens chagrins, de la perturbation de la ménopause, etc., et qu'une fois déposé, il communique sa manière d'être aux parties environnantes, tant et si bien que le sein, dans une grande étendue, peut en être parsemé avant qu'aucun d'eux se soit manifesté à l'extérieur. Il ne faudrait pas pourtant que le chirurgien s'autorisât de cette hypothèse pour pratiquer une opération d'emblée.

Nous allons nous expliquer à cet égard ; car cette théorie ne nous est pas venue sans raison, et n'est peut-être pas dépourvue de sens autant qu'on pourrait le croire : j'ai toujours vu, et je vois tous les jours, des Cancers que je traite s'arrêter plus ou moins complètement dans leur marche ; parfois la surface de l'ulcère se guérit, devient presque plane comme celle d'un vésicatoire ; mais, pour cela, le mal n'est pas entièrement arrêté dans une très grande étendue : à quelques pouces, à quelques lignes de la place qu'occupait le mal, surviennent des granulations, des tubercules quelquefois du volume d'une lentille et plus, et toujours dans l'épaisseur de la peau ; ils grossissent, ils s'enflamment, ils s'ulcèrent, ils deviennent de petits cancers, mais ils ne s'en montre aucun sur la cicatrice, comme si le traitement que je fais suivre s'opposait à leur développement sur ce point ; je suis d'autant plus porté à le croire que ces petits cancers guérissent lorsqu'on persévère dans l'emploi des mêmes moyens.

Il ne faut donc pas conclure de l'existence de ces globules que nous venons de supposer, l'utilité d'une opération chirurgicale, attendu qu'ils sont toujours, selon nous, répandus sur une assez large surface pour qu'on ne puisse pas les enlever avec l'instrument.

Ce résultat répété de mon observation m'a conduit à croire que toutes les parties d'un sein malade n'étaient pas également affectées, et que celles que je voyais se tuberculiser et s'ulcérer, pouvaient bien renfermer quelque chose d'analogue aux globules isolés dont je viens de parler, et que c'est peut-être ceux-ci, repassant dans la circulation, qui préparent la cachexie, de même que ceux qui restent cachés dans l'épaiseur des parties pourraient bien être cause des récidives du Cancer après l'opération.

Je n'attache aucune importance à cette explication ; seulement, j'ai voulu démontrer que les recherches microscopiques ne conduisent à rien dans la pratique. Cependant, de la théorie que je viens de donner, je pourrai faire sortir quelques conclusions que je ferai valoir dans une autre circonstance.

M. Velpeau, après avoir été aussi embarrassé que les autres orateurs sur la question du diagnostic, passe bientôt au traitement des tumeurs : *il veut l'opération*, et pour appuyer son dire, il cite l'observation d'une bouchère qui a été opérée par lui, il y huit ans, d'une tumeur encéphaloïde, et chez laquelle le mal n'a pas récidivé (page 363). Nous voulons bien le croire, mais *M. Velpeau* compte-t-il et met-il en regard de ce fait les malades qui ont supporté une opération inutile ou qui sont mortes malgré elle ou par elle? Non. Cependant c'est ainsi qu'il faudrait procéder pour être juste; autrement on admettrait des milliers de guérisons de maladies réputées incurables, obtenues par des charlatans et par les moyens les plus absurdes. On sait qu'il *n'y a pas de si mauvais remèdes qui ne guérissent quelquefois.*

« Maintenant, dit M. *Velpeau*, si on me demande quand » il faut opérer pour avoir le plus de chances possibles » de non récidive ? (page 364), je répondrai : *Le plus tôt* » *possible.* »

Nous ne reproduirons pas les inconvéniens qu'il y a d'en agir ainsi.

« Il est convenu, d'une part, » ajoute ce chirurgien, « que » le cancer *est incurable, qu'il tue toujours;* de l'autre,

» que l'opération est quelquefois suivie de succès ; il *faut*
» *donc opérer et le plus tôt possible.* »

Mais non, le cancer n'est pas toujours incurable. J'a
l'apporté *trois cents deux faits de guérisons* pris dans les
auteurs, et ils en renferment bien d'autres..... Mais non,
il ne *tue pas toujours*: il guérit quelquefois spontané-
ment, par la seule force de la nature ; de plus, des cen-
taines de femmes ont des cancers qui ne les empêchent
pas de vivre ; il en existe plusieurs à la Salpétrière, depuis 10, 15 et 20 ans (la femme Lecrinier), et qui meurent ensuite d'une autre maladie. Ce sont des faits con-
nus. Je suis surpris que M. *Velpeau* ne les ait pas cités
pour n'être pas taxé de partialité.

« Il faut opérer, dit cet orateur, *avant que le cancer ait*
» *acquis un grand développement* »..... Qui vous a dit que
vous aviez affaire à un cancer , alors qu'il n'existe encore
qu'une tumeur, dont vous ne pouvez désigner la nature..... Qu'est-ce que c'est qu'un cancer?..... Pour-
riez-vous me le dire?..... Le Cancer....., c'est une tumeur ou un ulcère qui ne guérit par aucun traitement
connu..... Voilà ce qu'est un Cancer ; or, pour savoir
s'il peut guérir, *si c'est un Cancer*, il faut le traiter ;
autrement vous commettez un crime, M. Roux vous l'a
dit ; M. Cruveilhier a dit une lâcheté..... Nous, nous disons que c'est un malheur ; car *l'opération*, loin de prou-
ver les progrès de l'art, en atteste, au contraire, la marche rétrograde, attendu qu'il ne saurait avoir d'autre but
que celui de conserver.....: En agissant ainsi, vous con-
fessez votre impuissance thérapeutique, votre indifférence,
votre propension extrême à faire usage du bistouri ; car,
il faut bien que vous le sachiez, cet instrument atteste
l'incapacité médicale de celui qui s'en sert.... Si ce
n'est pas votre fait à vous, M. *Velpeau*, tout le monde le
sait bien, c'est pourtant l'expression exacte, logique et

littérale du mot *opération*, appliqué à l'art de guérir (1).

A la suite de ce discours, M. *Cruveilhier* est venu faire une concession énorme à ses adversaires : « Quant aux » difficultés du diagnostic, » dit-il page 367, « je ne pré- » tends pas les nier; il y a toujours, quoi qu'on fasse, des » cas douteux..... Eh bien! dans ces cas, *je conviens qu'il* » *faut opérer*..... »

Comment, il faut opérer dans des cas douteux!..... Et c'est M. *Cruveilhier* qui le dit!... Alors il n'y a plus de réserve possible; et, comme tous les membres de l'Académie nient l'existence des corps fibreux à cause de la difficulté de leur diagnostic, il faut opérer indistinctement tous les malades qui se présenteront à votre observation. Il n'y a plus rien à dire; la discussion est close.

Quoi qu'il en soit, M. *Moreau*, en soutenant qu'il ne faut pas trop se hâter d'opérer, en disant qu'il y a des tumeurs fibreuses ou autres qui restent pendant la vie entière à l'état stationnaire, est venu ranimer la discussion qui allait s'éteindre. C'est alors que M. *Roux* a pris la parole.

M. Roux, malgré sa longue expérience, est partisan de l'opération; il est du très petit nombre de ceux qui, en vieillissant, conservent cette opinion. Pourquoi?... Est-ce parce que M. *Roux* a fait faire des progrès à la médecine opératoire, ou serait-ce par suite de convictions tellement prononcées qu'on ne peut plus s'y soustraire, malgré l'évidence.... nous l'ignorons. Mais toute opinion loyale est

(1) Nous espérons bien qu'aucun orateur ne prendra pour sa personne ce que nous disons de *son opinion*. Nous sommes bien aise de le dire à l'occasion de M. Velpeau, qui n'ignore pas l'affection que nous avons pour lui.

respectable. Nous respectons donc celle de *M. Roux*.

Il « *désirerait que la discussion ne sortît pas de cette* » *enceinte* (l'Académie) page 377. » Nous désirons, nous, qu'elle soit connue de tout le monde médical.

Après avoir parlé sur la nature des tumeurs fibreuses du sein et sur la difficulté de leur diagnostic, *M. Roux* arrive à dire : « J'aurais compris cependant jusqu'à un cer- » tain point (page 395) que M. Cruveilhier reprochât aux » chirurgiens de trop désespérer ou de désespérer trop » tôt des ressources de la nature dans le traitement des » affections qui ne présentent pas encore tous les carac- » tères des maladies cancéreuses.... qu'il exprimât le vœu » de voir insister plus qu'on ne le fait sur un traitement qui » aurait pour but de résoudre ces tumeurs, puisqu'en effet » on est assez *heureux* quelquefois pour rendre inutile une » *opération....* »

Nous n'en voulons pas davantage. Agir autrement, opé- rer de but en blanc, le plus tôt possible, me paraît être un contresens médical ou se jouer impunément de la vie de ses semblables.

« Il n'est que trop vrai, ajoute *M. Roux* (page 401), qu'à » la suite de l'opération le mal *renaît fort souvent*, grandit » et fait quelquefois des progrès plus rapides et plus » promptement funestes que s'il eût été abandonné à lui- » même.... » — Dès-lors, pourquoi opérez-vous donc ?...

On peut dire non seulement, continue *M. Roux*, que quelques opérations du Cancer ont été inutiles, mais encore qu'elles ont été *funestes....* « Alors qu'elles ne cau- » sent pas la mort immédiatement.... elles ont imprimé » une marche plus aiguë à la maladie secondaire....» On dirait que *M. Roux* est sur le point de se rendre à l'évi- dence ; mais non, conservant l'opinion qu'il faut opérer dans le Cancer, il reproduit les argumens émis par ceux qui ont parlé avant lui et sur l'insuffisance desquels nous croyons inutile de revenir et d'insister davantage ; puis il ajoute, sous le point de vue de l'opération tardive que nous ferons valoir plus loin :

« C'est une chose remarquable (page 406) qu'un Can-
» cer qui récidive n'est pas pour cela *incurable*.... Je
» pourrais citer des cas qui me sont propres, où le mal
» n'a plus reparu après avoir été opéré plusieurs fois dans
» plusieurs récidives.... Comme nous le ferons ressortir,
« c'est une chose bien connue, ajoute M. Roux, qu'en gé-
» néral le Cancer marche plus lentement chez les sujets
» âgés, que chez eux les récidives se font toujours avec
» plus de lenteur... » C'est-à-dire, selon nous, que lorsque la maladie est chronique, il y a plus de chance pour
la guérison, même par l'opération. Il est donc urgent que
les médecins s'appliquent par tous les moyens possibles
à rendre les cancers chroniques, ne serait-ce que dans le
but de pratiquer avec plus de succès une opération que
leurs efforts pourront peut-être rendre inutile, ou de laisser les malades dans la position satisfaisante où le traitement les aura amenés.

Malgré cela, *M. Roux*, abordant incidemment les opérations tardives, et faisant allusion à l'opinion de M. Hervez de Chégoin, que nous ferons connaître plus loin en
même temps que la nôtre : « Je sais bien, dit-il, que
» quelques praticiens ne sont pas éloignés de croire
» que, dans quelques cas, il y a plus de chances pour la
» guérison et la non-récidive, en opérant un Cancer an-
» cien, qu'après une opération faite pour un Cancer ré-
» cent...... Mais, selon nous, mieux vaut une opération
» *un peu hâtive* qu'une opération *trop retardée*. »

Nous ne concevons pas cette contradiction, si ce n'est
que, faisant de l'opération son idée favorite, M. *Roux* ne
s'aperçoit pas des argumens qu'il donne lui-même pour
ne pas la faire, ou pour la retarder.

« Avec le temps, dit-il, toutes les tumeurs cancéreuses

» s'étendent et grossissent........; les ganglions lymphati-
» ques s'engorgent et dégénèrent......, »

Oui, quand vous ne les traitez pas; quand vous ne vous opposez pas à leur marche; toute la question ici est de savoir si on a quelques moyens de s'y opposer. Nous renvoyons à cet égard à notre ouvrage, où ces moyens abondent

M. *Cruveilhier*, répondant à M. Roux, rappelle avec quelle candeur et quelle bonne foi cet honorable praticien avoue avoir *extirpé des mamelles* qu'il croyait cancéreuses, et qui ne contenaient que des *kystes* ou des *abcès*; que ces méprises ne sont pas rares; que sir *Astley-Cooper* en rapporte plusieurs; *Bayle* cite un cas où une mamelle simplement enflammée fut amputée comme cancéreuse. Il rappelle aussi que M. Roux a dit « qu'il n'y avait » pas d'*opération*, si petite qu'elle soit (page 432), » qui fût *innocente*, qui ne pût causer la mort, et que » souvent ce sont les opérations les *plus légères* qui sont » suivies *des accidens les plus graves...* » Il en conclut qu'il ne faut pas enlever les corps fibreux, « attendu qu'ils peu- » vent rester stationnaires pendant *dix*, *vingt* et *quarante* » *ans....* »

Mais nous qui ne savons pas plus que les autres praticiens, *que M Cruveilhier lui-même*, quand une tumeur du sein est fibreuse, nous pensons qu'il faut les respecter toutes d'abord, les traiter ensuite, et ne les extirper que lorsque le temps et leur résistance auront bien prouvé que tous les efforts de l'art sont inutiles, et, d'un autre côté, lorsque leurs progrès menaçans ne permettent pas de les laisser plus long-temps dans l'économie,

Dans la séance du 13 février, M. *Amussat* est venu apporter son tribut à la discussion comme on pouvait s'y attendre, et comme il serait à désirer que tous les hommes de l'art le fissent sur cette question, la plus importante et la plus obscure de la médecine.

Après avoir parlé sur les corps fibreux et sur l'incertitude de leur existence, il est venu nous dire, sous le point de vue de l'opération : « *Quand tous les moyens ont* » *échoué, l'extirpation est encore le seul moyen d'arracher* » *quelques victimes au Cancer....* » (page 437).

Nous serions de son avis si *M. Amussat* ne disait plus loin, en exprimant ses regrets (page 440) : « Je suis en » cela d'accord avec tous les chirurgiens, j'opère beaucoup » plus souvent pour des tumeurs du sein *trop avancées* que » pour des tumeurs commençantes ; je n'opère guères que » des tumeurs de la première espèce, et je vais vous en » montrer un triste exemple. » Voici cet exemple :

« Mme P...., agée de soixante-deux ans, d'une forte » constitution, jouissant habituellement d'une bonne santé, » ne se rappelle pas avoir éprouve de maladie grave ; ma-» riée et mère de deux enfans, elle a cessé de voir ses rè-» gles il y a dix-sept ans, c'est-à-dire à l'âge de quarante-» cinq ans. Des revers de fortune, qui lui ont causé » beaucoup de chagrins, l'ont forcée de travailler à la ta-» pisserie pour subvenir à ses besoins. Dans sa famille, » elle ne connaît personne ayant eu une affection de na-» ture cancéreuse ; elle n'a pas nourri ses enfans, et elle » n'a jamais eu de maladie du sein.

» Il y a cinq ans, elle se fit une légère contusion au côté » droit de la poitrine. Depuis ce temps, un petit engor-» gement a persisté, et, au bout de deux ans, il avait ac-» quis le volume d'une noix roulante ; *aucun traitement ne* » *fut mis en usage.*

» Il y a un an, la tumeur était grosse comme un œuf, » elle augmenta rapidement. Jusqu'à cette époque, placée » en dehors du sein, elle avait été roulante, mobile, non

» douloureuse. On se borna à des cataplasmes et à des
» emplâtres de ciguë ; le médecin consulté ayant rejeté
» toute idée d'opération.

« La nature de l'affection n'était plus douteuse ; la tu-
» meur, située immédiatement au dessous de l'aisselle,
» s'étend jusqu'à la glande mammaire ; à son centre, deux
» bourrelets de couleur violacée menacent de s'ulcérer ;
» partout la peau est luisante et les veines très apparen-
» tes. La surface de la tumeur est irrégulière. La mamelle
» et le tissu cellulaires placés au dessous sont œdématiés.
» La tumeur avait 13 centimètres de longueur et 12 cen-
» timètres de largeur. »

Eh bien ! nous ne craignons pas de le dire, cette malade
mourra parce que, bien que chez Mme P... cette affection ne soit pas héréditaire, elle est le résultat d'une
modification apportée dans son économie par les chagrins
et la misère, et comme il n'appartient pas au médecin
de la changer, elle périra après avoir échappé à à la
mort instantanée pendant l'opération (page 447), non
parce qu'elle a été opérée *tard*, mais parce que c'est un
de ces cas auxquels il ne fallait pas toucher, non à cause de
l'âge, mais en raison de la vieillesse anticipée du sujet et
de la gravité actuelle du mal....... D'ailleurs, on n'opère
pas sur des constitutions ruinées quand on n'a ni l'espoir,
ni les moyens de ramener celles-ci à des conditions meilleures ; ce sont de ces malades qu'il faut entourer de soins,
et dont le médecin doit couvrir la tombe d'un voile
parsemé d'étoiles *en signe d'un peu d'espérance qu'il faut
leur laisser.*

Nous serions encore de l'avis de M. *Amussat*, si l'opération guérissait ; cependant, à la page 438, il dit : « J'ai
assez vu de cas de guérison de femmes dont les tu-
» meurs ont été bien examinées et constatées cancé-
» reuses après l'opération........ J'ai une preuve irrécusa-
» ble.......... Il est admis que le cancer est héréditaire ; eh !

» bien, j'ai la satisfaction de compter, au nombre des per-
» sonnes que j'ai *opérées* et *guéries*, plusieurs dames dont
» les filles ont été opérées plus tard du cancer du sein. »

M. Amussat ne dit pas combien de temps après s'est
conservé la guérison........ Tout le monde le sait : presque
tous les malades guérissent de l'opération ; mais de la
maladie ?........

Outre qu'Hippocrate recommandait de ne pas opérer,
parce que le mal, disait-il déjà, repullule plus vite ;

Outre que Celse, cinq cents ans plus tard, dit que brû-
ler ou couper ces sortes de tumeurs, n'est pas un traitement profitable.

Outre qu'Ambroise Paré dit : « Aux chancres et aux
» cancers, il ne faut aucunement toucher *ni par l'incision*
» ni par le *cautère* actuel ; »

Et qu'un très grand nombre d'auteurs ont, de siècle en
siècle, répété cette opinion jusqu'à notre époque, et pour
ne parler que de *Monro, Boyer, Astley Cooper, Ant.
Dubois, Dupuytren*, parmi les modernes qui ont eu la
même pensée, voyons ce que dit à cet égard une statis-
tique faite par M. Leroy d'Etiolles (1), qui, par curiosité
ou par intérêt pour l'humanité et pour la science, a consulté sur ce sujet l'expérience d'un très grand nombre de
praticiens de France et de l'étranger.

A partir du jour où le mal a été reconnu jusqu'au jour
de l'opération, les malades ont vécu :

     Les hommes. . . . 3 ans 9 mois.
     Les femmes . . . . 2 ans 6 mois.

Après l'opération :

     Les hommes ont vécu. 1 an 5 mois.
     Les femmes. . . . 2 ans 6 mois.

(1) Séance de l'Académie de médecine du 20 février dernier.

L'opération ne prolonge donc pas la vie.

Sous le rapport des récidives et de leur promptitude, on trouve que, sur 801 opérations, 117 ont été pratiquées *moins d'un an* après l'apparition de la maladie, c'est-à-dire *presque tout de suite*; sur ce dernier nombre, il y a eu 61 récidives, et sur les 801, — 112 récidives dans le courant de la première année. Chez celles dont le mal n'avait pas récidivé, il y en avait 52 qui le portaient depuis plus de 5 ans.

L'opération n'empêche donc pas la récidive; elle se développe donc de très bonne heure, même quand on opère très peu de temps après l'apparition du mal; les malades qu'on opère plus tard ont donc plus de chances de guérison que les autres.

En ne prenant que les cancers du sein, qui nous intéressent le plus, nous trouvons que sur 204 femmes opérées, 22 sont mortes dans le cours de l'année qui a suivi l'opération; 87 avaient eu des récidives au bout de 2 ans, et cependant 27 avaient été opérées la première année de leur maladie.

Voici un exemple entre mille qu'il est bon de regarder à deux fois quand il s'agit d'opération, de ce genre surtout. Ce fait est de M. Flaubert, praticien distingué de Rouen, dont le mérite, la véracité et l'expérience à coup sûr, ne sauraient être mis en doute : « J'ai une religieuse, » dit-il, dans une lettre à M. Leroy, qui, en 1816, était assise pour subir l'opération, lorsque, au moment de me » servir du bistouri, je trouvai un squirrhe dans le sein » opposé. J'abandonnai alors l'idée d'opération; depuis, » rien n'a changé, et aujourd'hui (1841), après vingt-» cinq ans, cette bonne fille remplit tous les devoirs de » sa place de religieuse à l'hôpital. »

Nous pourrions relater ici une multitude d'observations de ce genre; nous en rapportons plusieurs dans notre ouvrage, et, il y a peu de praticiens qui n'en aient par devers eux un très grand nombre.

« Jusqu'à présent, continue M. *Amussat*, nous n'avions
» qu'une crainte en opérant : celle de la récidive ; elle est
» *malheureusement trop fondée*.... M. Cruveilhier vient en
» apporter une autre ; de sorte que maintenant, si nous
» avions deux appréhensions, deux craintes, au lieu d'une,
» il en résulterait qu'il faudrait renoncer à l'opération dans
» tous les cas. »

Non, M. *Amussat*, mais la réserver pour des cas excessivement rares et rebelles, et la pratiquer beaucoup plus tardivement que vous ne le faites...... Et puis, les chirurgiens ne savent donc *qu'opérer* ; encore un coup, la chirurgie n'est-elle donc plus l'auxiliaire de la médecine ? L'œuvre de l'intelligence ne passe-t-elle pas avant celle de la main ? N'en avez-vous que pour opérer ; en un mot, l'art destiné à conserver les hommes, ne sait-il donc que les mutiler ?.....

Quoiqu'il en soit, M. *Amussat* ajoute : « Pour mon
» compte, je continuerai à opérer comme je l'ai fait jusqu'à
» présent....... »

Non, M. Amussat, je présume trop bien de votre discernement, de votre humanité, pour que vous agissiez ainsi que vous le dites, quand vous aurez lu ces pages et que vous aurez réfléchi.

Ensuite, M. *Amussat* craint (à la page 441), que les femmes, dans l'espoir de n'avoir qu'un corps fibreux dans le sein, refusent de se faire opérer...... Fasse le ciel qu'il en soit ainsi. Car, à coup sûr, il arrivera à plusieurs ce qui est arrivé à la religieuse de M. Flaubert dont nous parlions tout à l'heure. « Les femmes seraient victimes,
» ajoute-il, de leur temporisation, et nous aurons *nécessairement* encore plus de chances de récidives. »

Non, parce que d'une part, vous opérez beaucoup moins, et, que de l'autre, l'opération n'empêche pas la reproduction du mal, *au contraire.* Sur ce point, **M.** *Amussat* est beaucoup plus exclusif que ses confrères ; il ne respecte pas même les tumeurs *bénignes*, que tous les orateurs qui ont parlé avant lui, conseillent de ne pas opérer.

« En présence des tumeurs dont la nature est douteuse, » dit-il, et qui peuvent dégenérer, *je dis, et je le répète,* « *qu'on doit les enlever promptement* ; car en admettant « leur nature bénigne , si on les opère lorsqu'elle ne sont « que petites , on épargne aux malades une opération » grave qui devient nécessaire plus tard. »

Qui vous assure qu'il en sera ainsi puisque leur nature est douteuse ; j'ai à mon Dispensaire un grand nombre de femmes qui ont dû être opérées pour des tumeurs d'une nature incertaine, il y a plusieurs années ; j'en ai dans ma pratique que j'ai voulu opérer il y a dix et quinze ans sous le même prétexte et cependant elles se portent bien ; la plupart conservent leurs tumeurs, quelques ûnes les ont vu fondre ; assurément je ne crois pas trop m'avancer en disant que si alors elles avaient été opérées, plusieurs d'entre-elles seraient mortes maintenant, ou bien leur mal excité par l'opération serait devenu plus grave ou aurait récidivé.

En terminant avec **M.** *Amussat*, nous devons désespérer de le convaincre et même de ralentir sa main, nous craignons même d'avoir produit sur lui l'effet opposé. Nous lisons à la page 443, ce passage véritablement in- concevable, « j'ajouterai que depuis la discussion mes » convictions sur la nécessité d'opérer promptement dans » le cas de tumeurs sont mieux arrêtées ,… j'en ai opéré » trois *que je n'aurais peut-être pas opérées avant cette* » *discussion,* parce qu'à côté des avantages d'une opéra- » tion simple faite pour une tumeur d'un petit volume, « j'apprécie les inconvéniens d'une opération qui aurait » pu être grave alors que la tumeur eût acquis un plus » grand développement. »

Je ne saurais partager cette opinion, même avec les derniers argumens ; vous ne connaissez pas assez le diagnostic de ces tumeurs pour les enlever ; vos appréhensions
sont fondées sur des hypothèses que vos habitudes opératoires vous empêchent d'abandonner.

Après M. Amussat vient M. *Aug. Bérard* ; il doute
de l'existence des tumeurs fibreuses ; elle lui paraît
impossible ; il est pour l'opération, mais il la redoute,
» attendu, dit-il, que des malades succombent quelquefois
» à la plus simple. »

M. Lisfranc. Les principales questions avaient déjà
été traitées, et l'on craignait que M. *Lisfranc* ne prît
pas la parole dans cette discussion, quand sa voix s'est
fait entendre ; il n'a rien ajouté à ce qu'ont dit ses préopinans. Après avoir reproduit leurs objections sur la difficulté qu'il y a de diagnostiquer les tumeurs du sein ;
après avoir affirmé qu'il est des tumeurs dans les mamelles
qui peuvent se résoudre, sans qu'il soit possible d'en assigner les caractères, M. *Lisfranc* est pourtant pour l'opération ; il dit même (page 451) « *que c'est une chose grave*
» *que d'entretenir les femmes dans une fausse sécurité.* »
Après avoir employé les antiphlogistiques, dit-il, les dérivatifs et les fondans, *il faut opérer.....* il paraît redouter
les tumeurs sationnaires. « Après quinze ou vingt ans,
ajoute-t-il, elles prennent parfois un *volume effrayant.....* »
Je désire vivement pour toutes les femmes qu'il en soit
ainsi ; alors si la maladie fait des progrès, il sera permis
d'opérer ; mais abattre une mamelle en prévision de ce
qui arrivera dans ce laps de temps, c'est porter la précaution trop loin ; il se passe tant de choses dans la vie
d'une femme pendant ce délai, qu'on peut bien attendre
qu'elle soit menacée pour la faire souffrir et l'exposer aux
dangers de l'opération.

« On éprouve des échecs, dit M. *Lisfranc*, en *opérant*
» *tôt*, mais combien n'en éprouve-t-on pas en *opérant*
» *tard*; — on parle de squirrhe indolent ; il n'en dégé-
» nère pas moins avec une grande rapidité ; il suffit pour
» cela du plus léger travail inflammatoire. »

Attendez-le donc pour opérer, rien ne vous assure qu'il
viendra, et s'il se passe quinze à vingt ans, comme vous
venez de le dire, ce sera toujours autant que la femme
aura gagné ; elle ne sera pas exposée à une récidive, en
supposant que sa tumeur soit de nature cancéreuse, ce
que vous ne savez jamais. Une glande qui, pendant plusieurs années, est restée stationnaire, peut l'être pendant
bien long-temps ; inutile de répéter que beaucoup de
femmes meurent avec des tumeurs dans le sein, qui ne les
ont pas fait souffrir ; tous les praticiens, nous le répétons,
en possèdent des exemples ; attendez donc, encore un
coup, l'évidence d'un danger, souvent illusoire, pour
exposer les malades à un péril réel par une opération,
qui ne guérit pas lors même qu'elle réussit le mieux.
Quoi qu'il en soit, *M. Lisfranc ne veut pas qu'on tempo-
rise* (p. 452).

M. Lisfranc s'effraie dans cette circonstance, comme
toutes les fois qu'il a parlé, du retentissement que cette
discussion peut avoir en ville; il voudrait qu'elle fût con-
centrée dans l'Académie ; qu'on en fermàt toutes les por-
tes ; il craint désormais que les femmes ne veuillent plus
se laisser opérer et s'exposent ainsi à un danger qu'il pré-
dit, comme on le voit, de bien loin....

Que *M. Lisfranc* se rassure, quel que soit le retentissement que puissent avoir ces débats, ils n'auront jamais
l'effet *terrifiant* de sa communication à l'Académie des
Sciences le 2 juin 1834 (1), où il est venu annoncer
*quatre-vingt-dix-neuf cas d'amputation du col de l'utérus
pour des Cancers*, ce qui tendait à faire croire que cette
maladie était extrêmement fréquente. Cette déclaration a

porté une telle perturbation dans l'esprit des femmes, qu'aujourd'hui, — après dix ans, bien que la plupart des faits annoncés aient été démentis,—elles ne sont pas toutes revenues de leurs craintes ; et les médecins aussi, qui n'ont pas pu s'affranchir de cette *panique*, conservent encore des appréhensions qu'ils ne manifestent que trop dans l'exercice de leur art, en pratiquant des opérations reconnues aujourd'hui inutiles par tous les bons esprits. Depuis huit ans nous n'avons pas rencontré un *seul cas* où elle fût réellement indiquée (2). Si effectivement la discussion de l'Académie avait du retentissement dans le public, ce ne serait jamais que d'une manière favorable — aux femmes, pour les rassurer sur la crainte exagérée que toutes les tumeurs du sein dégénèrent en cancer, et ne peuvent être traitées que par l'instrument tranchant ; — aux médecins, pour leur apprendre à être plus circonspect, plus réservés ; à épuiser tout ce que l'art peut avoir de ressources, avant de sacrifier un organe qui, à raison de son organisation propre et de sa texture, peut bien être, lui aussi, affecté de ces altérations simples qui n'exposent la malade à aucun danger et n'inspirent aucune crainte au médecin.

Toutes les questions semblaient épuisées ; M. Cruveilhier ne répondait plus aux objections qu'on lui faisait, qu'en se renfermant strictement dans son sujet, sur lequel il n'avait plus rien à dire ; les orateurs inscrits ne répondaient plus à l'appel du président, quand le secrétaire annuel, pour M. Hervez de Chégoin, absent, est venu lire un mémoire où il est dit (page 540) :

« Il n'est point douteux qu'il se développe dans le sein » des tumeurs dures qui persistent indéfiniment avec les

(1) Gazette médicale, page 385, 1834 ; et Gazette des hôpitaux du 7 mai.

(2) Gazette des hôpitaux, janvier 1844, Recherches pratiques sur les Ulcérations du col de la Matrice.

» mêmes caractères, sans entraîner aucun autre désordre
» local ou général.......

» Il n'est donc point urgent, pour toutes ces tumeurs,
» de recourir à une opération......

» La somme des récidives ne dépasse-t-elle pas celle
« des guérisons, à tel point qu'on compte celles-ci et pas
» les autres?.....

» Pour nous, le retard, lors même qu'il s'agit d'une tu-
» meur cancéreuse, n'a point d'inconvénient, il est même
» utile, sauf quelques circonstances...... »

« Selon nous l'ancienneté de la maladie est un des élé-
» mens de la guérison......

» Il faut donc attendre.... »

Nous n'avons rien à ajouter à ces paroles qui sont les
nôtres comme on peut le voir dans notre ouvrage où
toutes ces opinions se trouvent exprimées et motivées sur
les avantages des opérations tardives. Nous reproduirons
seulement ce passage de notre livre :

« Arrivés à ce point — (après êtres parvenu par un
» traitement à faire cesser les douleurs, à modifier l'éco-
» nomie au point de faire disparaître l'aspect de la
» diathèse et les ulcères de manière à arrêter leur sup-
» puration, supprimer la mauvaise odeur, applanir leur
» surface de telle sorte qu'ils ont l'apparence d'une vési-
» catoire) — les squirrhes et les Cancers semblent s'être
» localisés et, à notre avis, ce serait le moment favorable
» à saisir pour pratiquer les opérations que réclament par-
» fois ces affections (page 247) » — et plus loin : « nous ne
» sommes donc pas partisan de l'opération *dès le début*
» *de la maladie*, au contraire, nous croyons que dans la
» plupart des cas, on ne saurait trop temporiser attendu
» que le Cancer qui semble se localiser par le traitement
» comme nous venons de le dire, perd de plus en plus de
» son influence sur l'économie ; c'est-à-dire qu'après

» avoir été le plus souvent la manifestation d'un état gé-
» néral que nous ne saurions apprécier, il s'arrête; le
» principe qui l'a fourni s'épuise, et l'organisme, malgré
» sa présence, reprend une sorte d'harmonie, d'équilibre
» et de santé.

» Cela est si vrai que l'on voit beaucoup de squirrhes
» ou de Cancers des mamelles s'arrêter d'eux-mêmes, et
» que nous ne savons pas *s'il existe un seul fait de guéri-*
» *son d'un Cancer* RÉEL *opéré de bonne heure.* La récidive
» est donc, selon nous, d'autant plus à craindre que l'opé-
» ration est pratiquée plus tôt. On sait, d'ailleurs, que
» celles qui ont réussi ont été faites alors que la maladie
» était ancienne, et qu'elle avait pour ainsi dire épuisé les
» forces de la malade en s'épuisant elle-même. Quant aux
» glandes, nous sommes d'autant moins favorables à l'opé-
» ration précipitée que l'on ne connaît nullement leur na-
» ture, qu'on s'expose ainsi à faire des opérations inutiles
» et à éveiller une diathèse qui aurait pu sommeiller pen-
» dant toute la vie du malade, tandis qu'en temporisant
» on a pour soi toutes les ressources de l'art aidées des
» forces médicatrices de la nature, sinon pour guérir
» tout-à-fait, du moins pour amener les malades à des
» conditions meilleures. »

Nous croyons devoir terminer ce mémoire par les conclusions auxquelles nous avons été amené dans notre travail (1).

1° Le *nombre* des Cancers augmente d'année en année, et cet accroissement semble en rapport avec les progrès de la civilisation ;

(1) Recherches sur le *Traitement médical des tumeurs cancéreuses.*
— Pga. 276.

2° C'est *vers le déclin de la vie*, et chez les femmes p̃ lu particulièrement, que cette maladie est surtout redoutable ; mais les premières années n'en sont pas exemptes ;

3° Ce sont les organes les plus importans, les plus excités, les plus impressionnables dans l'ordre physiologique, qui en sont *le plus fréquemment* affectés.

4° La *cause* de cette maladie paraît exister le plus souvent dans toute l'économie, sans qu'elle soit plus évidemment dans les fluides que dans les solides ; elle tient sans doute à une modification moléculaire et organique occasionnée par diverses circonstances :

5° Dans la plupart des cas, *on peut détruire et même guérir* le Cancer, ainsi qu'on en possède de nombreux exemples ; d'après les *vingt-deux* observations que j'ai envoyées à l'Académie, et d'autres éparses dans la science, il est démontré que cette maladie n'est pas entièrement incurable dans tous les cas. On peut, dès à présent, en modérer les désordres et rendre chronique le Cancer le plus aigu, dissiper ou rendre stationnaires la plupart des engorgemens ou des glandes dans lesquelles il se prépare ; il est donc permis d'espérer que par la suite on obtiendra des résultats encore plus satisfaisans.

6° Dans l'état actuel de la science pourtant, le *traitement* de cette maladie ne saurait être qu'*empirique* et non rationnel, pas plus que celui de certaines maladies de la peau, de la syphilis, etc.

7° Ce traitement devra s'aider de tous les moyens thérapeutiques, sans que le médecin se fie à une *seule* méthode, ou à un *seul* moyen *spécifique*.

Paris, ce 7 avril 1844.

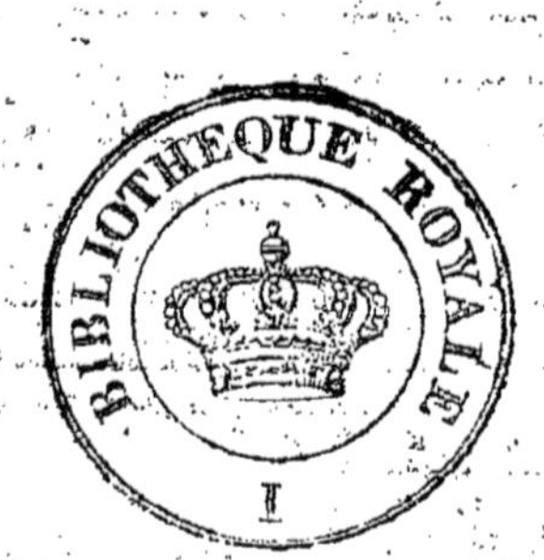

9 782019 649616